UNA GUIDA PER LE DONNE COME GODERE DEL SESSO

Sette consigli che funzionano davvero

Ashley Anne

Sommario

Introduzione:

Nonostante il fatto che per la maggior parte ho partecipato alla mia convivenza sessuale, sono arrivato a un punto un paio di anni prima in cui ho iniziato a riflettere: "È questo?!"

È stato deludente perché non avevo idea di cosa non avessi l'idea più nebbiosa. Come apprezzeresti di più il sesso quando non hai la più pallida idea da dove cominciare?

Ero in buona compagnia. Un gran numero di donne prova questa delusione, alcune per la loro vita completamente sessuale. Il grado di cui appare in alcuni modelli non esattamente fantastici:

- Le donne sono quasi certe degli uomini di essere insoddisfatte delle loro esperienze sessuali.
- Le donne etero hanno meno orgasmi rispetto ai loro complici maschi (e meno orgasmi rispetto alle donne sessualmente imparziali o lesbiche).
- Inoltre, il 10% - 40% delle donne ha problemi ad arrivare al climax con qualsiasi mezzo.

Quindi, nella remota possibilità che ti senti un po' "meh" riguardo al sesso, o ti stai tenendo sveglio la sera pensando a come apprezzare di più il sesso, di certo non sei l'unico.

Dal momento che stiamo ascoltando questo, non ci viene mostrato come fare sesso incredibile.

Il sesso nelle scuole è incentrato sul benessere, la contraccezione e la sicurezza. Inoltre, tenendo presente che queste cose sono significative, non c'è quasi nulla nella gioia.

Aggiungi a questo lo skank vergognoso e intoccabile che racchiude la sessualità femminile, oltre alla vasta gamma di varie stronzate dannose che derivano dallo squilibrio dell'orientamento e dalle mentalità incentrate sull'uomo sul sesso ...

Nel complesso, qualsiasi persona ragionevole sarebbe d'accordo sul fatto che c'è molto che ostacola il piacere delle donne.

Tuttavia, la notizia edificante è che puoi assumere il controllo dei problemi. (Inoltre, in effetti, intendo che sia effettivamente e metaforicamente.)

Nel caso in cui tu sia interessato a come apprezzare di più il sesso, questi sette fondamenti ti aiuteranno a trasformare completamente il tuo piacere.

Non sono pianificati come l'aiutante totale per il miglior sesso della tua vita. Questo è un profondo atto di fede, un'avventura speciale per ogni donna e il tipo di lavoro personalizzato che faccio con i miei clienti 1:1.

Tuttavia, nella remota possibilità che tu stia pasticciando nell'oscurità riflettendo da dove cominciare, questi sono sette grandi progressi che puoi fare per apprezzare di più il sesso e creare una convivenza sessuale più piacevole e appagante.

Concediti un'opportunità per eccitarti

Attenzione: i corpi delle persone funzionano in modo inaspettato.

Progressivo, lo so.

In verità, tutti i corpi funzionano un po' meglio: cosa ti eccita e cosa ti spegne; come funziona il tuo desiderio ; come ti piace muoverti nella stanza. Noi umani siamo complicati e multistrato.

Eppure, ecco la più grande rivelazione che scuote completamente la mia realtà (positivamente) quando ho capito per la prima volta come apprezzare di più il sesso:

Si stima che le donne abbiano bisogno di qualcosa come 20 minuti di gioco sessuale per essere completamente stimolate.

Di recente, ho lasciato che colpisse a casa: venti minuti interi.

In realtà, l'eccitazione è difficile da studiare logicamente. Siamo creature sessuali, non macchine, quindi i tempi cambiano ampiamente. Inoltre, tenendo presente che non c'è un accordo di autorità sulla quantità di tempo necessaria per l'uno o l'altro, uomini o donne, il punto focale chiave è questo:

L'eccitazione sessuale richiede tempo. Inoltre, probabilmente ci vorrà più tempo di quello che stai dando a te stesso.

Attualmente, ci sono davvero due tipi distinti di eccitazione: l'eccitazione reale del tuo corpo e la tua eccitazione astratta — come ti SENTI stimolato. (Inoltre, negativi, non necessariamente, in tutti i casi, cross-over).

Sono entrambi incredibilmente importanti per ottenere una carica dal sesso. Inoltre, tenendo presente che l'eccitazione emotiva è un po' più sconcertante (favorendo che in un secondo), dare al tuo corpo sufficienti opportunità per accendersi è un punto straordinario per iniziare.

Consideralo: laggiù si verificano una grande quantità di requisiti.

Sangue aggiuntivo ha bisogno di fluire in ognuno dei pezzi sbalorditivi delle tue parti intime, allargando le labbra della tua vulva, quasi moltiplicando le dimensioni del tuo clitoride e ingrassando il tuo canale vaginale.

I punti sensibili su tutte le parti a V hanno bisogno di tempo per essere avviati; accendere punti di delizia come Sweet Spot, A-Spot, e questo è solo l'inizio.

La tua vagina ha anche bisogno di tempo per allungarsi. Si estende fino al doppio delle sue dimensioni, spostando la cervice più in profondità nel tuo corpo e più lontano.

Splendido, no?

Inoltre, ciò implica uno dei brillanti principi su come apprezzare di più il sesso è questo:

Metti da parte un po' di margine per accendere quei motori.

Baci energici Il seno gioca con la diteggiatura (con molto riguardo per il clitoride). Sesso orale qualunque cosa ti renda felice e ti eccita. In ogni caso, in particolare, concediti molto più tempo di un paio di istanti per prepararti al sesso.

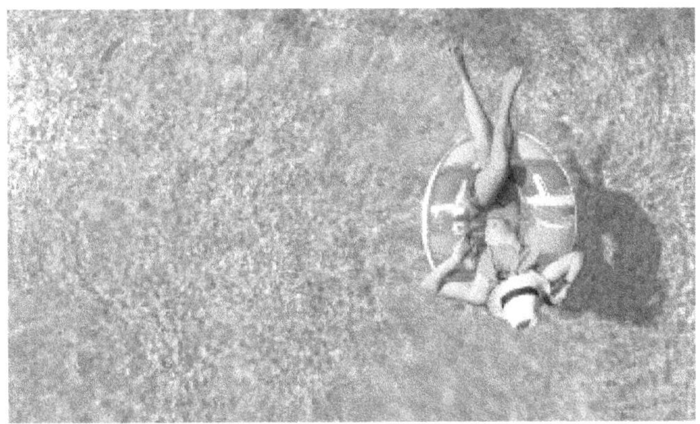

Ottieni tutto il tuo corpo incluso

Quando esci da questo mondo di sesso, vuoi davvero qualcosa di diverso dalle tue parti intime nel gioco; sostieni che anche tutto il tuo corpo e la tua mente dovrebbero essere stimolati.

Arriveremo alla parte del cervello in un secondo, ma come aumenteresti l'eccitazione in tutto il tuo corpo?

Fai il tentativo di ottenere tutto il necessario per attivare tutto:

Passa le mani e le dita sul collo, sul seno, sulle braccia, sulle cosce. Chiedi al tuo complice di baciarti la nuca e le spalle. Indaga su ogni traccia del tuo corpo e dai il benvenuto al tuo complice che faccia lo stesso.

Disegna le tue facoltà. Bevi il corpo del tuo complice (e il tuo) con gli occhi. Presta attenzione a tutti i suoni deliziosi ed eccitanti. Annusa l'unicità della loro pelle. Diventa fantasioso e guarda tutti gli interruttori "on".

Puoi anche usare il respiro per muovere la gioia in tutto il tuo corpo. Immagina che il piacere si trasmetta dalle tue parti intime e in ogni cellula del tuo corpo.

Sostieni che la tua pelle dovrebbe sentirsi elettrica, le tue areole accese e colpire con gioia e tutto il tuo corpo dovrebbe stare bene e davvero bloccato.

Dal momento che, indipendentemente dal tuo orientamento, creare ulteriori opportunità per l'eccitazione di tutto il corpo ti aiuterà a ottenere di più una carica dal sesso. Ognuna delle facoltà = tutta la gioia.

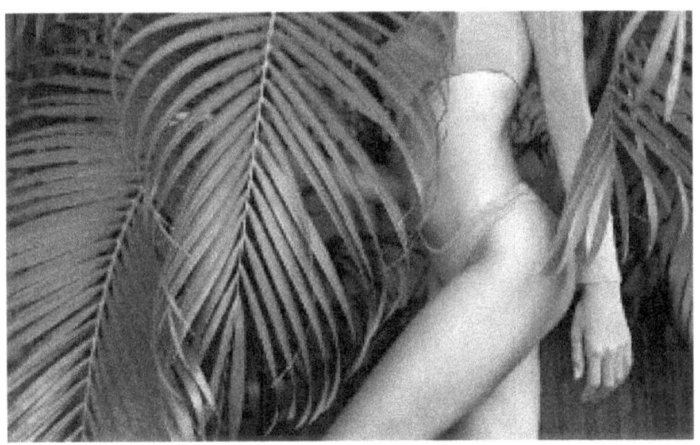

Premi il pulsante Delizia

Il tuo clitoride è forse la creazione più spettacolare della natura. Con il nord di 8.000 punti dolenti delicati colpiti (che è la fissazione più elevata in qualsiasi parte del corpo umano, maschio o femmina), è un pulsante di gioia super caldo.

Il che lo rende la tua risorsa tutto in uno per portare una coesistenza sessuale non terribile, ma non eccezionale, a una sbalorditiva straordinarietà.

Uno dei suggerimenti più semplici su come apprezzare di più il sesso è semplicemente tenere incluso il clitoride. Per quanto ci si possa ragionevolmente aspettare In effetti , durante il sesso orale e la diteggiatura e tutti i tuoi esercizi di tipo "preliminari". E inoltre, durante l'ingresso

Ripetutamente, le donne arrivano alla parte del "sesso" e ignorano il loro clitoride. Tuttavia, è lì che si trova la maggior parte dei punti sensibili, e quindi dove si verifica un sacco di gioia.

Purtroppo, un sacco di donne si vergognano di mettersi in contatto o di richiedere l'eccitazione del clitoride per provare gioia durante il sesso penetrativo.

Ho capito: ci sono un sacco di BS là fuori che mettono i orgasmi vaginali su una sorta di piattaforma e fanno sentire le donne "non esattamente", supponendo che non ne abbiano mai avuto uno.

In effetti, puoi capire come avere orgasmi vaginali supponendo che tu ne abbia bisogno, ma d'altra parte sono interessanti. Di gran lunga la maggior parte delle donne riferisce di aver bisogno della sensazione del clitoride per arrivare al climax.

La lezione della storia? Offri a tuo figlio molta considerazione. Chiedi al tuo complice di giocarci mentre è dentro di te. Gioca con te stesso. Trova tutti i modi in cui ottiene un calcio dalla possibilità di essere animato e rintraccia i luoghi che si concentrano su di te nel modo perfetto.

Premi quel delizioso pulsante e premilo frequentemente. Ecco a cosa serve .

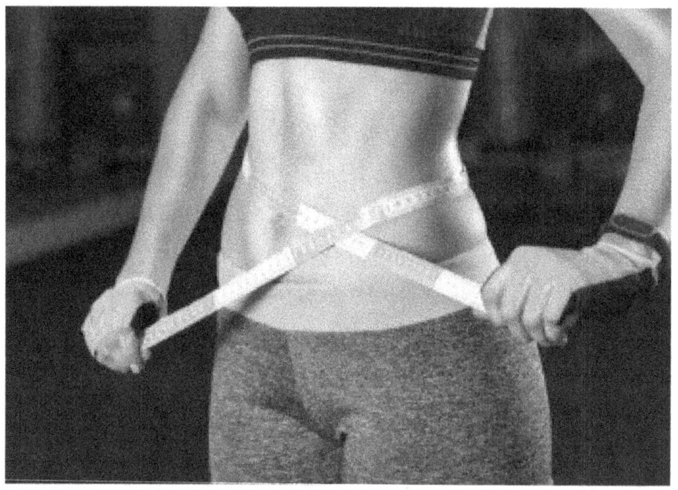

Metti la testa nel gioco

Al momento abbiamo coperto gran parte delle cose davvero eccitanti. Tuttavia, a meno che non inizi a fare tutto il necessario per affrontare questo problema, non avrà quasi alcun effetto.

Ascolta questo: l'eccitazione non è solo fisica, ma si verifica anche nella psiche.

Puoi attingere alle tue facoltà e premere quel pulsante delizia quanto vuoi, ma nel caso in cui il tuo cervello non sia in quello stato d'animo, c'è un limite all'importo che avrai la possibilità di celebrare:

A volte, il tuo cervello è ancora frenetico da una giornata follemente occupata e un piano incompleto per la giornata.
A volte, il sesso non funziona poiché c'è della cacca implicita che scende nella tua relazione. (Esatto, quel buon vecchio problema lampante a portata di mano rovinerà la tua convivenza sessuale più di quanto tu capisca.)
In alcuni casi, non hai una visione decente di te stesso o del tuo corpo e il sesso sta portando queste incertezze in superficie.
Tutto influisce notevolmente sulla tua felicità per quanto riguarda il sesso.

Inoltre, ciò implica che il bisogno n. 1 è capire come rilassarsi, avere un vero senso di rassicurazione e sentirsi amati e apprezzati. Che sia con il tuo complice, dentro di te o entrambi,

È più difficile di quanto ci si potrebbe aspettare, giusto?

Non ti sminuirò e immagino che un semplice articolo puntato abbia tutte le risposte ai fardelli e alle difficoltà della tua vita. (Inoltre, dovremmo essere genuini qui: sentire "semplicemente rilassati" di solito ci obbliga a prendere a pugni qualcuno.)

Comunque dirò questo:

Le condizioni più estese della tua vita hanno un effetto sulla stanza. Non puoi portare avanti una vita spiacevole sperando di avere una grande convivenza sessuale.

Nel complesso, risolvere i problemi più complicati avrà un effetto positivo sulla tua convivenza sessuale e su tutta la tua vita.

Allo stesso tempo, potrebbe essere molto semplice come iniziare a incorporare un po' di tempo per rilassarsi nei tuoi esercizi di "preliminari":

Fare una doccia. Vai allo yoga. Presta attenzione a un po' di musica. Fatti un massaggio alla schiena. Lavora per creare uno spazio, sia veramente, intellettualmente e interiormente, in cui hai un solido senso di sicurezza a cui rinunciare.

Facendo tutto il necessario per affrontare i fattori di stress e concentrarti sul relax, ti concedi l'opportunità ideale per apprezzare di più il sesso.

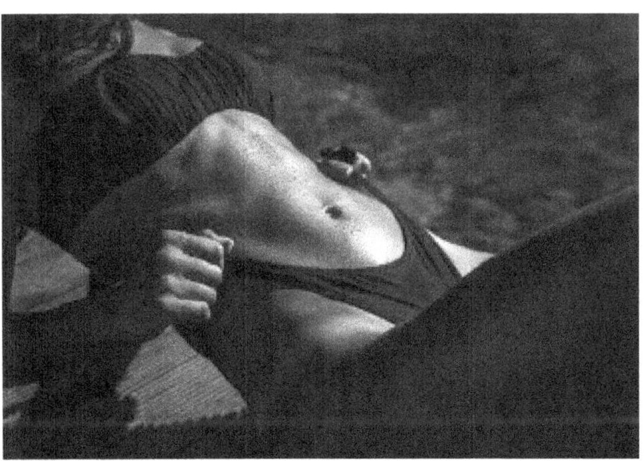

Ignora i climi

I climi sono perfetti. Siamo certamente favorevoli ai climax.

Abbastanza inaspettatamente, tuttavia, avrai la possibilità di apprezzare di più il sesso nella remota possibilità che tu smetta di concentrarti su di esso.

Nel caso in cui stai tentando di "arrivare" il più velocemente possibile (e sottolineando per quale motivo non lo sei), perdi l'intera esperienza non troppo lontano in quel momento.

Pertanto, ecco che arriva un ripensamento forse incredibile: il sesso non ha bisogno di essere una corsa all'orgasmo. Potrebbe benissimo essere un incontro di gioia, associazione e amore. Poi di nuovo, essenzialmente qualsiasi cosa tu scelga di essere.

Le giustificazioni per cui abbiamo rapporti sono varie e abbondanti e la tua opinione sul sesso ha un enorme impatto sulla tua felicità al riguardo.

Tuttavia, un metodo semplice per incorporare questo sarà fare uno sforzo per non raggiungere l'orgasmo.

Supponendo che il climax a questo punto non sia l'obiettivo, ti libera su interi diversi universi di plausibilità. Che così ti libera verso un appagamento e una soddisfazione più profondi.

Nel momento in cui rivalutate "l'obiettivo" del sesso, eliminate la tensione verso l'orgasmo. Il che ti permette di presentarti in un modo inaspettato, di prendere parte all'ampia gamma di vari doni della tua esperienza sessuale e di smettere di angosciarti per "come stai richiedendo".

Questo è un netto vantaggio anche per gli uomini. Nel momento in cui la corsa verso l'orgasmo e lo scarico viene eliminata , considera un'intuizione alternativa nella seconda di gioia e associazione.

Trascurare i climax potrebbe sembrare insolito fin dall'inizio, ma dai un'occhiata e vedi dove ti porta.

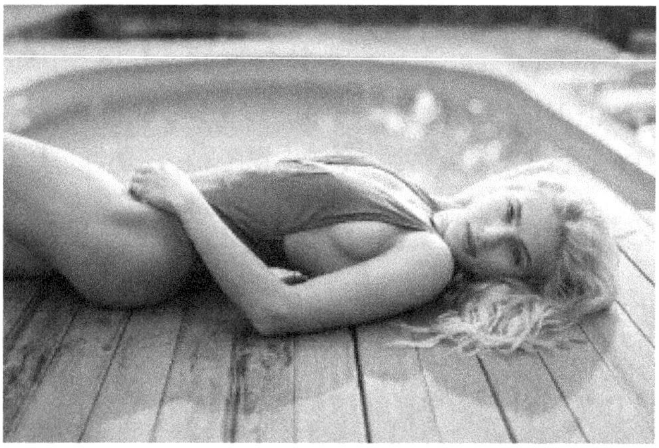

Più è umido, meglio è

Il sesso assomiglia a uno scivolone:

Aggiungi una grande quantità di umidità e hai
lunghi tratti di sciocchezze difficili. Vai
all'asciutto e otterrai l'erosione. No, nessun
divertimento in alcun modo.

Una parte così grande dell'esperienza deludente
delle donne durante il sesso è dovuta
all'angoscia.

Il.

Non sei sufficientemente sciolto.

Sta cominciando a tormentare lì (e non
positivamente).

Affronteremo i due iniziali tra un secondo, ma l'ultimo ha la soluzione meno impegnativa in giro:

Lubrificante.

Tragicamente, numerose donne si sentono umiliate o imbarazzate all'idea di cercare ulteriore grasso. Allo stesso modo, come gli uomini sono stati modellati per collegare la dimensione delle loro parti intime al loro sentimento di virilità, così anche le donne hanno collegato la loro femminilità al loro grado di umidità.

Stiamo chiamando BS.

Anche se non essere abbastanza bagnati può essere un segno che non ti sei ancora riscaldato (vedi punto n. 1), anche richiedere una lubrificazione aggiuntiva è normale.

Ecco qualcosa di chiaro, ma non generalmente percepito: le donne possono essere davvero accese ma non eccezionalmente bagnate. Inoltre, possiamo , allo stesso modo, bagnarci senza essere accesi in alcun modo. (La sessualità è confusa in questo modo.)

Inoltre , le donne di qualsiasi età (soprattutto quelle in post-menopausa) in realtà non ingrassano molto. Indipendentemente da quanto siano accesi e accesi,

Allora che ne dici di abbandonare la disgrazia e standardizzare l'uso dell'unguento (assicurati semplicemente che sia la giusta osmolalità). Puoi prendere tutto al naturale e usare un po' di spiedo (il mio numero uno). Poi di nuovo, investi un po' di energia aggiuntiva nei tuoi preliminari numero uno per iniziare l'umidità (sesso orale, qualcuno?).

Dal momento che si tratta di ottenere una carica di più dal sesso, è un esempio ragionevole di "più è bagnato, meglio è".

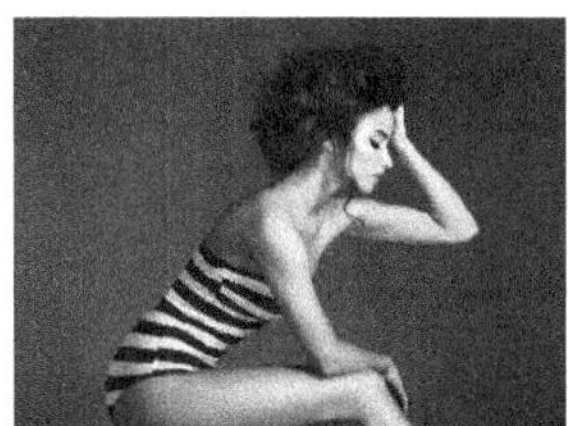

Richiedi ciò di cui hai bisogno

Hai bisogno di conoscere un altro metodo per tendere a una grande quantità di delusione sessuale con un'attività di base?

Richiedi quello che ti serve.

Imbarazzante lì? Richiedi un pad per aiutare le gambe.

Quel punto sembra un po' strano. Fermati brevemente e muoviti finché non ti senti meglio.

Eccessivamente difficile? Eccessivamente profondo? Eccessivamente veloce? Non abbastanza velocemente?

Capisci.

Richiedere ciò di cui hai bisogno potrebbe far sì che un pezzo si fermi/inizia in modo strano in alcune occasioni, ma va bene. Nonostante ciò che troviamo sulla stampa affermata, il sesso è raramente una danza immacolata, eseguita in modo impeccabile. Non può essere, non è sensato, in effetti.

Ciò che è pratico è che due persone (o più, supponendo che sia il modo in cui ti muovi) si incontrano per fare un incontro straordinario.

È accettabile che a volte sia un po' confuso. Il fatto che di tanto in tanto sia disordinato lo rende fantastico. È il modo principale per essere genuino, credibile, associato e, in effetti, piacevole.

Quindi, per apprezzare di più il sesso, inizia con una discussione.

Non è necessario concentrarsi su ciò che sta accadendo (nonostante il fatto che sia giusto dare voce anche a questo). Puoi affrontare le cose in modo positivo e orientato allo sviluppo.

"Ho bisogno di continuare a sviluppare la nostra convivenza sessuale insieme e di apprezzare di più il sesso. Ecco alcuni pensieri che potrei voler provare..."

Questo può essere spaventoso. Dal momento che esprimendo i tuoi desideri e confrontandoti, la possibilità di giudizio o licenziamento è indifesa,

In ogni caso, è questa condivisione di chi sei veramente e di ciò di cui hai veramente bisogno a suscitare ulteriore vicinanza. Questa schiettezza alla fine ti unisce e ti aiuta a ottenere una carica dal sesso.

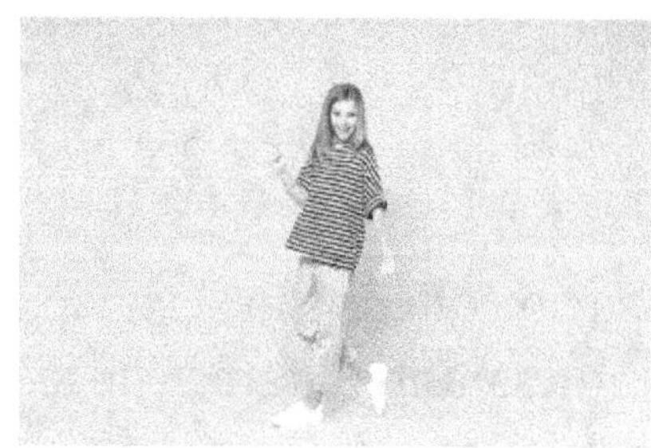